给全家人更好的视力

视◦ ◦力

改善视力的神奇按摩法

自分で目をよくする本

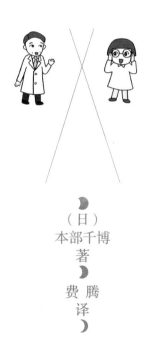

（日）
本部千博
著

费 腾
译

化学工业出版社
·北京·

想要恢复视力，就必须改变观念，相信眼睛能靠自己治好。

本书精心挑选了简单、不限时间和地点、不用工具、马上就能实践的视力恢复法。四步改善视力的健康操以及四个改善全身血流循环的按摩方法，再配合生活习惯的养成，不仅对近视、远视、眼疲劳、干眼症有改善，而且对预防眼病和老花眼也非常有效。即使是忙碌的人也能轻松持之以恒。

作者长年认真实践这些方法，年近六十仍没有戴老花眼镜，就是最好的实证!

图书在版编目（CIP）数据

给全家人更好的视力　改善视力的神奇按摩法 / （日）本部千博著；费腾译.
北京：化学工业出版社，2017.4（2025.2 重印）
ISBN 978-7-122-29182-0

Ⅰ.①给…　Ⅱ.①本…　②费…　Ⅲ.①眼 – 按摩 – 基本知识　Ⅳ.①R77

中国版本图书馆CIP数据核字（2017）第040882号

JIBUN DE ME WO YOKUSURU HON by Kazuhiro Honbe
Copyright © 2014 Kazuhiro Honbe
All rights reserved.
Original Japanese edition published by Wani Books Co., Ltd.
This Simplified Chinese edition is published by arrangement with
Wani Books Co., Ltd, Tokyo in care of Tuttle-Mori Agency. Inc, Tokyo
through Beijing Kareka Consultation Center, Beijing
本书中文简体字版由 Wani Books Co., Ltd.授权化学工业出版社独家出版发行。
未经许可，不得以任何方式复制或抄袭本书的任何部分，违者必究。
北京市版权局著作权合同登记号：**01-2016-5076**

责任编辑：马冰初　贾维娜　　　文字编辑：何　芳
责任校对：边　涛　　　　　　　装帧设计：史利平

出版发行：化学工业出版社（北京市东城区青年湖南街 13 号　邮政编码 100011）
印　　装：北京新华印刷有限公司
880mm×1230mm 1/32　印张 3¼　字数 180 千字　2025 年 2 月北京第 1 版第 12 次印刷

购书咨询：010-64518888　售后服务：010-64519661
网　　址：http://www.cip.com.cn
凡购买本书，如有缺损质量问题，本社销售中心负责调换。

定　价：32.80 元　　　　　　　　　　　版权所有　违者必究

序言

自己也可以让视力变好！

——这是我当眼科医生多年，持续指导患者如何恢复视力时的信条。

觉得看不清了就去眼科，配框架眼镜或隐形眼镜是理所当然的。

戴上眼镜后就再也离不开它是理所当然的。

到了一定年纪，会患老花眼是理所当然的。

眼科会帮患者调整眼镜度数是理所当然的。

你所认为的这些"理所当然"，会让你的视力越来越差。

让我们再重申一遍：

近视是种病。而且，近视是可以治好的。

近年来，位于名古屋站前的本部眼科医院，吸引全日本的患者纷至沓来。

许许多多的患者通过实践我所提倡的视力恢复法和生活改善

指导后，视力就真的有所提高，有很多人甚至摘掉了眼镜。

那么，想恢复视力，首先要做什么呢？

那就是，改变你的认识。

抛弃"近视是治不好的"这种先入观。

我们要相信"视力能靠自己治好"。这种意识上的改变，就是改善视力的第一步。

下定决心——"我要靠自己让视力变好"，然后就赶快来学习本书的视力恢复训练吧！

这种训练方法的特征就是，诊察全身。

眼睛出问题了，其原因并不仅仅在于眼睛，更在于全身的方方面面。

因此，看本书介绍的一些训练方法时，你就会觉得："咦，这和改善视力有关系吗？"

从以往的研究结果来看，这些训练方法都会给眼睛带来相当良好的影响，希望大家一定要试试看。

只要做过一次，眼部周围就会感到非常舒畅、轻松。

实际上，许多人仅仅在医院里接受这种训练，视力就得到了大幅度的改善。

只要坚持下去，视力就会发生切实的改变。

这些训练不仅对近视有效，对远视、眼疲劳、翳目、干眼症的改善，以及眼病和老花眼的预防，也是非常有效的。

而且，坚持得时间越长、效果就越明显。

因此，希望你能形成习惯，尽可能长久地坚持下去。

为此，我们严格挑选了做起来简单的、不分场合和时间、无需使用工具就能进行的训练方法。

这样一来，即使是特别忙碌的人也很容易坚持下去。

我本人就是多年来按照这些方法认真训练过来的，现在快到60岁了仍然不需要老花镜，只用裸眼就能看得很清晰。

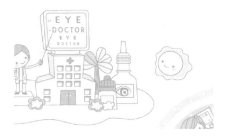

踏踏实实地坚持下去，提高自己的裸眼视力吧！

目 录
CONTENTS

[使用说明]

1. 本表根据中华人民共和国国家标准 GB 11533－1989 制作。本表检查距离为 5 米和 3 米。

2. 本表挂于明亮处。检查距离为 5 米时，表的高度以 5 米读值侧 5.0 行（5 分记录）与被检者的双眼等平为准；检查距离为 3 米时，表的高度以 3 米读值侧 5.0 行（5 分记录）与被检者的双眼等平为准。

3. 两眼应分别检查，检查一眼时，另一眼用一不透光物遮盖，勿加压力。自下向上逐行检查。检查距离为 5 米时，读取 5 米读值；检查距离为 3 米时，读取 3 米读值。

4. 测出被检者所能辨认的最小行视标（正确辨认的视标数超过相应该行视标总数一半时，方可确认被检者的视力达到该读值），记下该行读值，即为被检者的视力。5 分记录 5.0 或小数记录 1.0 为标准视力，被检者单眼视力 5.0（5 分记录）或以上，表示视力正常，被检者单眼视力 5.0（5 分记录）以下，则表明视力有缺陷。

标准对数视力表

5米读值
—————
5分记录
（小数记录）

4.0
(0.1)

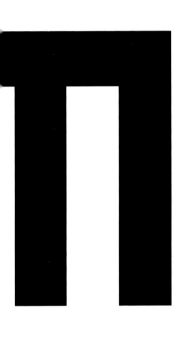

3米读值
—————
5分记录
（小数记录）

3.8
(0.06)

第一章

视力能靠自己恢复!

👓 日本近视人口不断增加的原因

在电脑、手机等智能产品迅速普及的现代社会，在近处看东西的机会较从前迅速增多，同时近视人口也不断增加。

日本全国人口的三分之一，即大约4000万人的近视需要矫正，而且这个数量正在逐年增加。

我认为，把近视说成是社会问题也不为过。

更严重的是儿童的近视问题。根据2013年学校保健统计调查的结果来看，裸眼视力不及1.0的人，在小学生中占30%，中学生中占52%，高中生中则达到了66%。而且这个比例还在逐年上升。

日本人的视力为什么变得这么差了呢？

我觉得，眼科医生对此也是有责任的。

孩子在学校的视力检查中，如果收到一张写着"视力不良"的纸，那么基本所有父母看到之后，都会马上带孩子去看眼科医生，然后眼科医生就会说："是近视眼，必须戴眼镜。"

如果听医生的话配了眼镜，一年后视力就会更差，然后再去看眼科医生，医生就会说："近视又加重了，得增加眼镜度数。"然后孩子又戴上更高度数的眼镜。

再过一段时间，视力就会进一步下降，接着就再次提高度数……这样循环往复，近视越来越严重。

如果听从眼科医生的话，相信配了眼镜，近视就能得到控制，那就大错特错了。许多人戴了眼镜后视力不但没有得到改善，反而越来越严重。

6ð 框架眼镜和隐形眼镜只在必须戴的时候戴

其实，很多眼科医生都觉得，近视并不是病。

提供眼科用药的制药公司发给患者的小册子上，眼科学会中的权威、某大学教授写了说明。其中有一段是这样的："大部分的近视并不是病，只是眼睛看不清远处的东西而已。现代社会中有许多工作需要看近处的东西，因此许多时候近视也是有好处的。"

这段文字所指的是裸眼 0.5～0.7 的轻度近视，并非不戴眼镜就会影响日常生活的重度近视。

但是许多眼科医生却跟患者解释说，只要戴了框架眼镜和隐形眼镜能看清的话，就没有问题。

这是眼科医生普遍的想法。

因此眼科医生并不从近视的根本原因出发进行治疗。

他们只是漫不经心地开出戴框架眼镜或隐形眼镜的处方。

但是，框架眼镜或隐形眼镜绝不是用来"治疗"近视的东西。

就像受伤的时候支撑身体的丁字拐一样，这只是一时的权宜之计，眼镜并不能真正改善视力。

而且，使用丁字拐的前提就是早晚会抛弃。框架眼镜或隐形眼镜也是一样，用了以后如果一直用下去的话，视力就会越来越差，度数就会越来越高。

正是由于我们对这种情况不予理睬、不加注意，日本的近视眼患者才会越来越多。

👓 "视力差＝戴眼镜"的想法会导致视力下降！

近视眼患者不断增加不仅是眼科医生的问题，也有患者自身的问题。在眼科被诊断为近视眼，患者就会听眼科医生的话，马上配框架眼镜或隐形眼镜。

如果被诊断为别的病呢？

例如，如果被诊断为糖尿病等生活习惯病，我们一定会注意改善日常的饮食和运动，努力改善自己的身体状况。

然而，被诊断为近视的话，患者却不把它当病看，所以也不会为此做出改变，而是毫不犹豫地选择依赖框架眼镜或隐形眼镜。

但是，健康的眼睛是用裸眼就能看清楚的。

让我们认真想一想，动物是不戴眼镜的。对于生活在弱肉强食的自然界的动物来说，如果视力变差了，就无法生存下去。

这并不局限于动物，人也是一样。裸眼看不清东西，并不能断言它对生命是没有任何威胁的。

最近，地震、水灾、火山喷发等自然灾害发生得越来越频繁。

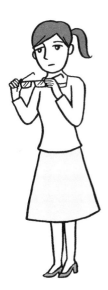

假如半夜突然发生灾害，可能根本没时间找框架眼镜，更别说戴隐形眼镜了。

裸眼看不清东西的话，用框架眼镜或隐形眼镜矫正就可以。这样简单地想问题是很危险的。

"视力差＝戴眼镜"的这一想法，无疑就断绝了恢复视力的可能性。因为，视力是能靠自己恢复的。

切记"视力是能靠自己恢复的"

其实在医学上，也没怎么搞懂近视这件事。

在医院给患者检查发现，同一个人的视力也是忽好忽坏。还有近视之后，过了一段时间就自己恢复了的案例。

因此，视力是常常改变的。

我们容易觉得"一旦视力下降了就无法恢复"，但是其实视力会由于身体的状态和节奏、心情、姿势、天气等许多因素而发生改变。

彻夜工作或学习、长时间使用电脑等，都会导致视力一时下降。

此外，还会有早上还看得很清晰，由于工作中过度用眼，晚上视力变差的情况。

因此，视力是常常改变的，即使感觉到视力下降了，也应看看具体情况。

很多患者在意识到视力下降的时候，进行了恢复视力的训练，改变了生活习惯和环境。此后视力逐渐恢复，甚至摘下了框架眼镜和隐形眼镜。

因此在我的医院里，我会告诉被诊断为近视的患者，除了框架眼镜或隐形眼镜，你还有别的选择。

尤其是视力处于一时下降的假性近视阶段，自己是否做出努力，会对近视朝着哪个方向发展产生很大影响。

是否相信"近视是能靠自己恢复的"，对未来的人生也会产生很大影响。

重要的是，即使在眼科被诊断为近视了，也不要马上放弃。

首先我们应该思考"视力为什么下降了"，然后改变自己的用眼方式和生活习惯，这种改善自己日常生活的努力对恢复视力起着非常重要的作用。

👓 只要自己处置得当，老花眼也能控制

就像近视可以恢复一样，其实老花眼也是可以恢复的。

过了40岁之后，越来越多的人会发现"最近，看近处的东西感觉焦距对不上……"这就是"老花眼"的开始。

意识到得了老花眼，人们几乎都会觉得"到了这个年龄，也是没有办法的事"，然后马上放弃。但是，这种想法是错误的。

随着年龄的增长，腰腿逐渐衰弱了，我们就会开始进行慢走

等运动。如果内脏功能变弱，我们就会在饮食上多加注意。

眼睛的老化，同样可以通过自己的努力得到控制。

在第二章会详细介绍，老花眼其实不仅仅是由于年龄增长，而且是由于眼睛供血不足等多种原因造成的。

虽然我们不能阻止年龄的增长，但是从造成它的原因着手改善，也同样可以抑制或推迟眼睛的老化。

👓 "近视是遗传的"也是错误观念

有许多人觉得"近视是治不好的"。这其中许多人把近视归结为遗传——"因为父母也近视，所以自己近视了也是没办法的事"。

但是，近视并不是遗传的。

先天性遗传疾病的发病率基本上都是固定的，但是近视的发生频率会根据时代不同有很大的不同。这就是"近视是后天原因导致的"的证据。

我总是对将近视归结为遗传的患者说，"那么追溯到江户时代的话，那时候的祖先又是怎样的呢？"

同卵双胞胎的研究也表明，环境不同的话，肉体也会有很大不同。

最近,"表观遗传学"(后天决定的遗传结构)这一观点得到传播。其实就是指由于压力等环境原因,基因遗传的开关时开时关。

也就是说,遗传可能也会受到环境的影响。

父母和孩子都得了近视,是因为用眼环境和生活习惯相似。比如,在黑暗的环境下看电视,玩电脑游戏到深夜等。和家人共享了错误的用眼方式之后,大家就都会近视。

用眼环境和用眼方式都会导致近视眼。

反过来说,正确的用眼方式、创造对眼睛比较温柔的环境,就能够使自己远离近视。

不要相信遗传说法,相信近视是可以治好的,这一点非常重要。

🕶 我靠自己恢复了视力,从未得过老花眼

其实,我自己就有恢复视力的经验。

我上中学的时候去眼科检查,右眼视力已经差到0.3。所以

医生告诉我："配眼镜吧！"

只是，当时的我觉得眼镜很碍事，所以总是不戴眼镜，没有听医生的话。然后还找出了造成近视的原因，进行了彻底的改善。比如，我改掉了躺着读书的习惯，将书桌上的灯变得更明亮。

此外，我还坚持自己做眼部训练，这样一来我视力不断提高，摘掉了眼镜。

大概我那时候的近视是一时性焦距调节能力下降的假性近视，所以通过自己的努力，抑制了视力的恶化。

但是，我成年后视力还一度降到0.1，我仍然没有配框架眼镜或隐形眼镜。通过集中进行恢复视力的训练，又一次恢复了视力。

从那以后，我的裸眼视力一直维持在左右眼稍低于1.0的程度，无需配框架眼镜和隐形眼镜，快60岁了也没得老花眼。

也就是说，我现在比中学时视力更好了。

平常尽量不戴眼镜

人的身体，有自我恢复的"自然治愈力"。因此，我们可以不依赖框架眼镜或隐形眼镜，充分发挥身体的这种能力。

我一直对患者说，"即使视力检查结果很糟糕，也不要着急马上去配框架眼镜或隐形眼镜"。这正是因为我自己有过这样的经历。

改善重度近视的方法，我推荐的是"使用裸眼"。

即使已经配了眼镜，也要做好将来有一天会摘掉它的准备，"只在必需的时候用，状态好的时候就摘掉"。

实践了这一方法的患者，多数都在视力检查中有所恢复，裸眼看东西比以前更清晰了。

如果是轻度的近视，使用裸眼时，争取一整天都使用裸眼。即使是近视有些严重了，也可以阻止其进一步恶化，逐渐恢复视力。

在尽可能使用裸眼的基础上，再实践本书中介绍的恢复视力的方法，恢复效果就会更加明显。

👓 人类80%的信息都是通过眼睛获取的

眼睛，与耳、鼻、舌、皮肤共同被称为"感觉器官"。

想感受外部的刺激，必须通过感觉器官。其中有代表性的就有"视觉""听觉""嗅觉""味觉""触觉"，即所谓的"五感"。

这其中尤其重要的是眼睛所捕捉的"视觉"，可以说人类从外部获取的信息80%都是通过眼睛。

因此，眼睛的功能如果变差，对日常生活的影响是难以想象的。因此在日常生活中，我们需要特别注意对眼睛的健康管理。

首先你应该了解"眼睛的构造"

想要维持眼睛健康，我们应该知道眼睛看东西的结构。

首先，光从外界进入眼球中最表层的角膜，虹膜中心的瞳孔是光线的入口，它可以改变大小以调节光的射入量。

然后，再通过睫状体调节晶状体的厚度、屈光以调整焦距。

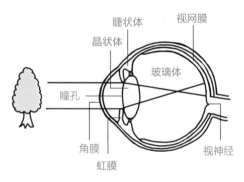

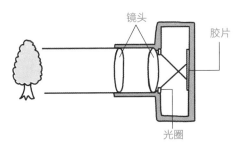

镜头

胶片

光圈

眼睛的结构

眼睛的结构类似高性能的可自动对焦的相机。角膜和晶状体相当于镜头，睫状体相当于对焦系统，虹膜则相当于光圈，视网膜相当于胶片。

这样一来，物体就会在眼球深处的"视网膜"处成像，视神经接收到这一信息，眼睛就可以看见东西了。

如果把眼睛比作相机，那么角膜和晶状体相当于镜头，睫状体相当于对焦系统，虹膜则相当于光圈，视网膜相当于胶片。

眼脑通力合作，我们才能看见东西

能够正确地看清东西，并不完全只是通过眼睛的这一结构。

脑也和我们能看清东西有着很大的关系。

眼睛本身不过是感受外界刺激的感觉器官，它在接收信息时需要一定的处理过程。

在处理过程中发挥作用的，正是大脑。

进入眼睛的光，可以在视网膜成像，这时候呈现在视网膜上的像和实际的像是上下左右颠倒的。正是脑将其修正成了正确的方向。

视网膜把光的信息转换成电信号，通过视神经输送到大脑。只有经过这一过程，我们才能正确认识外界的事物。

因此，眼和脑有着非常密切的关系，甚至可以说眼是脑的一部分。

近视眼和远视眼的形成

让我们了解一下近视眼的形成吧！

眼睛看东西的时候，充分利用了其照相机功能。我们运用感官收到的信息有80%都是通过眼睛得到的。也就是说，眼睛需要一刻不停地工作。

曾经，在小学到高中这个阶段，得近视是很普遍的现象。不过，在现代社会，工作之后近视的人数也在不断增加。

有的人在学生时代视力为1.5，就业后下降到了0.1。而这类情形已经成为很平常的事情了。

这是因为许多工作都要用到电脑。

本来人类的眼睛是能看清远处的东西的，但是在现代生活中，由于电脑、手机等智能产品的普及，我们在近处看东西的机会急剧增长。

为了对上近处东西的焦距，眼睛中的晶状体需调节其厚度。这时，眼球周围的眼外肌和眼球内侧的睫状肌就会迅速紧张起来。

长时间使用电脑，睫状肌就会持续处于紧张状态，导致肌肉疲劳。

这种状态若持续下去，眼睛的疲劳超出一定限度后，睫状体形成的一种叫作房水的淋巴液的量就会增加，进而溢出。

房水变多，眼压就会增加，角膜向前突出，改变弯曲度，使其变形。

这样的话，角膜到视网膜的距离（眼轴）变长，射入的光线就会在视网膜前方形成焦点。这样一来，虽然在近处可以对上焦距，但是远处的光线在近处形成焦点后，就很难看清远处的东西。这就是我们所说的近视。

睫状肌紧张后，其处于紧张状态这一信息就会传递给三叉神经，再通过三叉神经传递给大脑。

　　三叉神经是传递脸部疼痛的神经，大脑不愉快了，聪明的大脑就会自我调节，抑制不快的情绪。

　　那么该如何调节呢？眼睛会变成即使在近处看东西睫状肌也不会紧张的状态，也就是变成近视眼。聪明的大脑通过把眼睛变近视来解决这一问题。

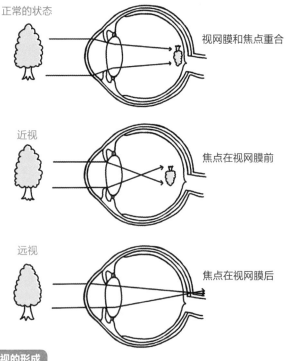

近视、远视的形成

若角膜和晶状体的曲度变大，光的焦点呈现在视网膜之前，就会看不清远处的东西，形成近视眼。若角膜和晶状体的折射率变小，光的焦点呈现在视网膜之后，就会看不清近处的东西，形成远视眼。

而远视眼的角膜的变形和弯曲能力就会下降，看到的物体在视网膜后成像，导致我们难以看清近处的东西。

即使是这样，问题也并不在于我们能不能看清远处的东西，而在于远处和近处都很难对上焦点，这就是远视的特征。

所谓散光，是指平行光线经过角膜等眼球屈光系统折射后，焦点无法和视网膜重合，不能聚为单一点，而是散开的许多光像。

6∂ "视力"并不是全部

至此我们已经介绍了近视和远视的形成。现在我们想告诉你的是：所谓健康的眼睛，不仅仅是通过查视力时测出的视力好坏来判断的。

视力只是眼睛功能之一。此外还有眼睛看的广度，即"视野"，无论在远处还是近处都能快速对焦的能力，以及看东西是否立体等。这些都是判断眼睛是否健康的条件。

在满足这些条件的基础上，没有"眼睛惺忪、睁不开"、"眼睛干燥"等异常感觉，无须意识到用眼才能正常生活。这才是"健康的眼睛"。

我所提倡的恢复视力的方法，其终极目标就是让眼睛变成这种状态。

即使视力下降，也不要马上就依赖于框架眼镜或隐形眼镜。通过自我调整，让你的眼睛变成完全意义上的"健康的眼睛"吧！

本部医生小贴士

一天中状态好的时候，

就摘下眼镜，使用裸眼吧！

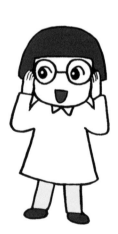

第二章

改善血液循环，
眼睛就会好转

眼睛的健康和全身的健康是相通的

就像在序言中提到的一样，我所提出的视力恢复法，是以"着眼于全身来恢复视力"为基础的。

我现在是眼科医院的院长，但曾经是一名内科医生。

但是，我对于以"有病了就吃药"为中心的西方医学产生了怀疑，开始学习东方医学。

西方医学是把身体分成各个部位，按照眼科、耳鼻科、消化系统科等分门别类诊疗的。不同科有不同的医师，分别来治疗相应的疾病。

而东方医学则是从全身找病因，其特征是从源头下手治疗疾病。

在东方医学中，即使是眼睛有问题，也不会只把它看作眼睛的问题，而是会从血液循环、气的循环等方面，在全身寻找导致这一疾病的源头，从而通过中药、针灸等方式进行治疗。

我是基于东方医学的知识，和曾经当内科医生的经验来诊治疾病的。因此即使现在是一名眼科医生，也一直谨记——眼睛有问题要从全身下手。

对于眼睛问题得不到改善的患者，我会从全身寻找病因，通过针灸等方式进行治疗。许多患者都通过这种疗法有了明显的改善。

眼睛有问题从全身下手，这一点是非常重要的。

👓 血流不畅会导致视力下降

以近视为首，和眼睛的问题密切相关的全身问题就是"血流不畅"。

现代人由于压力大、寒证、偏食等各种原因，导致血流不畅。

血液流动不充分，氧气、营养等就不能到达眼部，造成视力不良、眼部出现问题。

不仅如此，血流不畅还会成为动脉硬化等生活习惯病的源头，因此保持血流通畅是非常重要的。

为什么血液流动会对眼睛产生那么大的影响呢？

首先我们需要弄清楚，血液在我们的身体里起着什么样的作用。

眼部的血液本身就不易流通

人的身体里有大约60兆个细胞。

眼睛里有视细胞，大脑里有神经细胞，它们组成各个组织，使身体发挥其功能。

然后，各个细胞里会产生人体活动所必需的能量和身体所必需的蛋白质，从而促进新陈代谢的反复进行。

细胞活动时，旧细胞变成新细胞时是需要营养的。同时，排出代谢物也需要营养。

用于补给营养、排出代谢物的，正是血液。

细胞周围布满了微小的毛细血管。血液就是通过这种毛细血管给细胞输送营养、接收代谢物的。

也就是说，如果血液循环不畅通，营养就不能及时输送给细胞，新陈代谢就会变慢。

尤其是在眼睛上，没有粗大的血管，而是布满了非常细小的毛细血管。

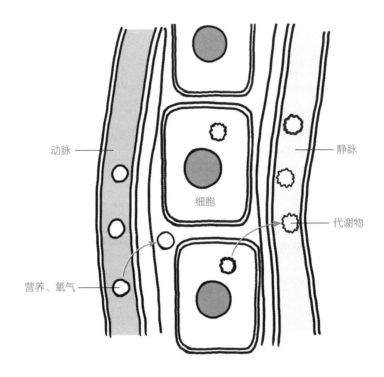

动脉

细胞

静脉

代谢物

营养、氧气

血管的构造

细胞周围布满了毛细血管。流动在其中的血液给细胞提供
营养、接收细胞里的代谢物。

　　血液是通过细小的毛细血管流向眼睛的，眼部和眼部周围的
血流量本身就很少。而且眼睛离心脏很远，因此血流流动容易
变得不通畅。

所以，如果长时间看电脑，肌肉就会失去其柔软性，马上就会导致眼部血流不畅。

6∂ 眼部血流不畅，焦距就难以对准

眼部血流如果不畅，就会引起各种各样的问题。

睫状肌在对焦上起着非常重要的作用。

看近处的东西时，睫状肌变紧张的同时，睫状小带舒张，晶状体变厚。

看远处的东西时，睫状肌松弛，睫状小带拉伸晶状体，晶状体变薄。

眼睛就是这样调节远近焦距的。

但是，长时间使用电脑，睫状肌就会长时间处于紧张状态。

调整焦距的睫状肌和睫状小带

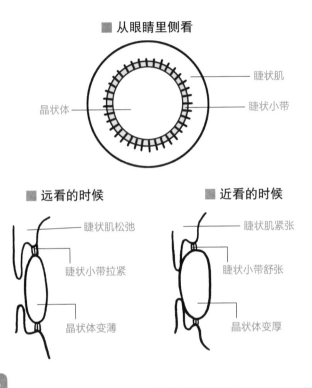

■ 从眼睛里侧看

睫状肌

睫状小带

晶状体

■ 远看的时候

睫状肌松弛

睫状小带拉紧

晶状体变薄

■ 近看的时候

睫状肌紧张

睫状小带舒张

晶状体变厚

睫状肌

远看的时候，睫状肌松弛，睫状小带拉伸晶状体，晶状体变薄。近看的时候，睫状肌紧张，睫状小带舒张，晶状体变厚。通过这一机制，眼睛可以调节远近焦距。

　　睫状肌上有许多毛细血管，睫状肌如果一直处于紧张状态的话，睫状肌的血液循环就会变差，进而功能变差，导致难以对焦，引发近视或远视。

血流不畅会促进白内障、青光眼的发展

血液循环如果进一步变差，还会引起其他问题。

虽然角膜和晶状体没有血管，但是睫状体会分泌一种叫作房水的液体，代替血液向角膜和晶状体输送营养，促进新陈代谢。

房水如果不能良好地循环，晶状体就会变浑浊，从而导致白内障。此外，眼压不能保持在一定水平上，就会引发青光眼。

所谓青光眼，就是指眼压升高，眼球内部的视神经就会遭到压迫，使视野变窄的情况，最糟的时候甚至会导致视力完全丧失。

日本有许多人得正常眼压性青光眼，据说血液循环不畅也是原因之一。

所谓正常眼压性青光眼，就是虽然眼压正常，但是视野狭窄的病症。

向视神经输送营养的毛细血管血流不畅的话，营养就无法送达。所以虽然眼压正常，视神经还是会承受不了压力，导致视野狭窄。

其证据就是，患正常眼压性青光眼的患者中，有许多是患有严重寒证的。而且体温也很低，不少人正常体温在35℃左右。身体冷，就是因为血流不畅。因此就很容易得正常眼压性青光眼。

此外，年龄相关性黄斑变性可能也是由于血液黏稠引起的。

这是由于视网膜的黄斑部分水肿或出血，导致看东西扭曲、视野狭窄的一种病症。

患年龄相关性的黄斑变性，也有遗传的原因。但是同动脉硬化和糖尿病等生活习惯病一样，吸烟和以肉为主的饮食等生活习惯问题导致血液黏稠也是重要原因。这就是所谓的"眼部生活习惯病"。

视网膜里侧的黄斑部分是看东西时处于中心的部分，是眼部血流最多的部分。此处的血液循环若能畅通，毒素就能够顺利排出体外。

但是，由于一般的生活习惯病导致血液黏稠、血液循环变差的话，黄斑部分就会有毒素淤积，从而引发年龄相关性的黄斑变性。

因此，眼睛和眼睛周围的血流不畅，不仅会导致近视和远视，还会促进眼部疾病的发展。

不锻炼眼部肌肉，血流就会停滞

不仅是眼部周围的细小肌肉睫状肌，眼球的大块肌肉也和眼部的血流密切相关。

眼球由眼球运动肌（眼外肌）等多块肌肉支撑，从而可以转动。

具体来说，眼球上、下有上直肌和下直肌，左、右有内直肌和外直肌，斜上方、斜下方还有上斜肌和下斜肌。就是这6条肌肉支撑眼球上下左右动、一圈圈回旋的。

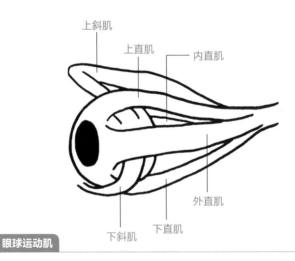

眼球运动肌

眼球周围有6条肌肉，合称为眼球运动肌。只要头部稍稍倾斜，就能让这6条肌肉同时运动、调整眼球的位置，使我们看到的像不摇摆但是长时间使用电脑或手机的话，眼球就需要长时间凝视狭窄的范围，这样的话这些肌肉就不会运动。

而且，如果视力不断下降，我们就很容易盯着一点看，使视野变得狭窄，这样一来就减少了眼球运动的机会，眼球运动肌肉衰退。

如果眼球运动肌肉的运动能力变差，眼部的血液流动就会变得不畅。

眼部肌肉为得到充分运动，就需要从丰富的血液里摄取氧气和营养。这样血流流动就会变差，肌肉运动就更弱……陷入恶性循环。

为了将血液输送到眼部周围布满的毛细血管的各处、使眼睛正常运作，我们需要有意识地锻炼眼球、保持丰富的血液供应，这一点很重要。

👓 歪脖子也会导致眼部血流不畅

如前所述，眼睛的健康与血液流通的好坏关系密切。

这不光指眼睛及眼部周围的血液循环，与全身的血液循环也有很大关系。其中关系最密切的，就是颈部的血液流动。

眼睛非常疲劳的时候，我们通常会觉得肩部酸痛。事实上，这两者基本上是同时引起的。

严格地说，不仅是肩部，还有肩到颈部酸痛，都很容易导致眼疲劳。

现代人在办公室工作或使用电脑的工作很多。工作期间，很容易形成仅脖子向前伸的前屈姿势。

一直保持这个姿势的话，就会使颈部的骨头（颈椎）弯曲。

成人的头部大概有5千克重。拎一拎5千克重的米袋，就会知道它有多重。

颈椎需要一刻不停地支撑着这样的重量。

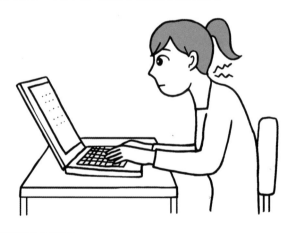

脖子向前伸的前倾姿势

使用电脑的时候，我们容易不自觉地向前伸头，处于前倾姿势。这样头的重量就会全部压在脖颈处，使颈椎弯曲，导致眼睛和脑部供血不足。

只不过，脖颈本来就是用来支撑头部的。如果保持正确的姿势，就不会有什么问题。问题出在我们姿势错误的时候。

如果一直保持这种脖子前伸的前倾姿势的话，颈部肌肉就会紧张，给颈椎增添额外的负担。这样一来，颈椎就会弯曲，连接颈椎的韧带也会紧张。

颈椎上有脊髓这一重要的神经束和血管相连，比如和眼睛、脑部的血管也是相连的。

因此，如果颈椎弯曲，神经和血管遭到压迫，流向眼和脑的血流就会减少，从而引发视力不良等病症。

脖颈是连接头和身体的重要部位，如果此处血流淤滞的话，不仅会影响眼部血液流动，肩部、后背、腰、手足和全身的血流流动都会变差，身体就会出现各种各样的问题。

因此，我们平时就应该多注意自己的姿势，使脖颈、肩部周围的血液流动保持通畅。

一整天都坐在电脑前工作，就会变成经济舱综合征（即急性肺血栓栓塞症，由于长时间同一姿势坐在椅子上引起）。

每隔一小时站起来一次、做做体操，改善一下血液循环吧！

👓 全身血液流通的好坏影响视力

全身的血液流通对眼睛的状态当然也有很大的影响。

医院里设有眼科、内科、耳鼻科等，按照身体部位设置诊室。但实际上，身体是从头部到指尖足尖的连续，各个部分都不是独立存在的。

血液和淋巴液都是贯穿全身的，肌肉和骨头也是相连的。因此，某个部位出了问题，就会扩展到全身。

身体的血液流通不畅了，眼部的血液流动也会不通畅。

因此，为了维持眼部健康，必须调整全身的状态。

👓 压力也会成为眼部血流不畅的导火索

人的身体有一条神经叫自主神经。这条神经能够支配机体器官运动、调节血液流动，是无法用人体意志控制的、调节身体功能的神经。

自主神经分为交感神经和副交感神经两部分。

交感神经是使脑和身体处于活跃状态的神经，从日出到日落起主要作用。

副交感神经则是使脑和身体处于放松状态的神经，从晚上到早晨起主要作用。

这两条神经会根据不同状况，像跷跷板一样平衡运行，维持身心健康。

用眼睛的功能来比喻的话，就是——

当交感神经起主要作用时，就会出现以下情况：① 瞳孔散大；② 眼泪变少；③ 血管收缩（变细）；④ 血压上升。

而副交感神经处于优势地位时，则会：① 瞳孔缩小；② 眼泪变多；③ 血管扩张；④ 血压下降。

也就是说，当交感神经起主要作用时，由于血管收缩，营养、氧气、体温难以输送到全身。

在工作和人际关系上，也会由于各种各样的原因致使压力增大，让交感神经处于过度优越的位置。这样一来，血管就会常常处于过于紧张的状态，血液流通不畅，眼部血液流通也自然会变差。

有些人会感到当压力累积的时候，视力就会急剧下降。这也可能与此相关。

为防止血流不足，不让压力不断累积，找到释放压力的方式是非常重要的。

日常生活中有许多导致血流不畅的原因

此外，日常生活中所谓的小事也会导致血液流通不畅。这点需要特别注意。

造成血液流通不畅的最大原因，就是运动不足。

在现代社会中，坐办公室或是使用电脑的工作，都需要长时间保持不动，因此很容易造成血流不畅通。

平时就多加注意、养成多运动的习惯是非常好的。但是如果连工作以外的时间也不运动的话，血流就会越来越不通畅。

全身血流不畅，眼睛上细小的毛细血管的血流量也会减少。

我们不必非要去剧烈运动，只要不坐电梯、改走楼梯，走路的时候增大步伐等，这样小的改变就足够了。让我们一起养成活动身体的习惯吧！

此外，体寒也会导致血流不畅通。如果我们总是长时间吹空调、吃太多凉的东西、衣服穿得太薄等，身体就会变冷。

这样的话，为保持体温，体内的血管就会变细，血流就会不通畅。血流不通畅了，身体就越来越冷，从而陷入恶性循环。

此外，偏食也会导致血流不畅。

吃太多油脂高的东西，血液中的中性脂肪就会增多，血液变黏稠，血液流动就会不畅通。

　　碱性成分可以促进血液循环。如果很少吃含丰富碱性成分的蔬菜，血液也会变黏稠。

　　有这样生活习惯的人，都容易血流不畅。在日常生活中多加注意，改变这些不良的习惯吧！

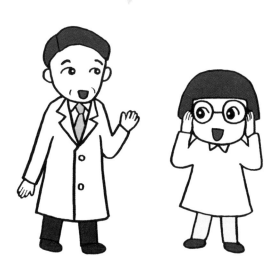

本部医生小贴士

上班或上学的路上，下定决心不坐电梯，改走楼梯吧！

第三章
改善视力健康操

6ⁿ 只用四步，改善你的视力

从这里开始，就是改善血液流通性、提高视力的实践篇了。

我们将分四步来介绍。这是不分时间场合，简单易行，又可以明显改善血液循环的方法。

第一步，就是能让眼睛温暖的暖手法。第二步，是刺激眼睛周围的眼部按摩。第三步，是脖颈和眼睛同时运动，刺激血液循环的"改善视力操"。第四步，则是明显促进眼部周围血液循环的手指按摩。

每天都做一遍是最理想的，但是没时间的时候，做其中任何一项也是可以的。在使用电脑的时候，隔一会儿做一次也是极好的。

● 第一步　通过暖手法迅速改善眼部血液循环

能够迅速改善眼部血液循环的，就是暖手法。

长时间使用电脑后，眼部肌肉就会紧张。肌肉紧张了，眼睛和眼部周围的血液流通性就会变差。

这时，用手掌罩住眼睛，手感觉温暖的同时，眼睛会感受到凉意。

这是因为眼部血液循环不畅的话，眼睛就会变凉。

改善这一点，就需要让眼睛温暖起来。我推荐使用暖手法。

用手掌罩住眼睛是非常简单的方法。利用我们每个人都拥有的天然的手掌力量，就可以改善血液循环。

所谓气功治疗，就是指用手中蕴含的"气"和能量来治愈身体。这不是特别的能量，每个人的手中都有"气"和能量。

具体的方法就是，把手搓热，然后罩住眼睛，仅此而已。

来自手的"气"和能量会被输送到眼部，进而改善眼部血液循环，缓解眼部紧张、解除疲劳。

温暖眼睛能够明显改善眼部问题。在我的医院里，也可以利用远红外线的温热治疗器来照射眼睛，达到温暖眼睛的效果。

● "刷刷"（摩擦声）

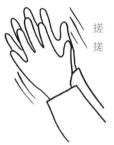

搓
搓

1 | 将左右手摩擦 10 次左右，使手
掌温暖。

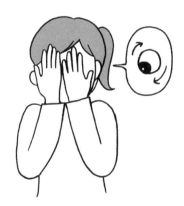

2 | 用温暖的手掌罩住眼睛。睁着
眼睛，上下左右运动眼球，或
一圈圈旋转眼球。持续 15 秒。

　　曾经有一个眼底出血的患者，使用了远红外线照射、激光治疗仍然没有好转。却通过实践这一方法，视力得到了明显改善。

　　因此，我认为这一方法是能够明显改善血液循环的。

相反，眼部疲劳的时候，有人将凉毛巾敷在眼睛上，但这完全会造成反效果。把毛巾放在眼睛上的一瞬间可能会感觉很舒适，但是眼睛冷却，血液循环就会进一步恶化。

以前曾有一位老花眼患者，为将眼睛冷却使用了冰凉的眼罩。但是反而导致眼睛的调节能力下降，更加对不准焦距。

比起让眼睛冷却，我推荐温暖眼睛。

●第二步　通过按摩固定穴位刺激血液流动的"眼部按摩法"

下面我们要介绍的，就是刺激眼部周围穴位的"眼部按摩法"。

很多穴位集中在眼部周围，连接这些穴位就可以形成能量通道，即所谓的经络。其中，可以改善眼部问题的穴位很多，只要通过按摩来刺激这些穴位，就可以改善不良症状。

攒竹——眉毛内侧的边缘凹陷处。按摩攒竹穴不仅可以改善翳目、眼疲劳，还可以恢复视力、预防眼病、改善老花眼。

鱼腰——眉毛中央，瞳孔直上。可改善近视、远视、散光、老花眼、白内障。

太阳——鬓角下方略微凹陷处。可改善眼疲劳、翳目，预防眼病。

童子髎——距外眼角一个拇指处。可有效改善眼疲劳，提高视力，预防眼病。

　　睛明——内眼角旁的凹陷处，鼻子根部旁边。可改善眼部疲劳，以及散光等屈光不正的眼部问题，还可有效预防干眼症、白内障和青光眼。

　　承泣——瞳孔直下，眼眶骨凹陷处。可有效改善眼疲劳，以及近视、远视、散光等屈光不正，预防白内障以及青光眼等眼病。

　　丝竹空——眉梢凹陷处。有效改善眼睛疲劳，恢复视力。

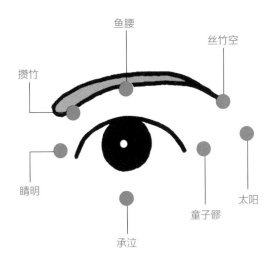

眼部穴位的位置分布

改善眼部问题非常有效的穴位都集中在眼部周围。用手指肚，以稍微有些疼痛的力度按摩就会有非常明显的效果。利用工作中间休息的时间来按压这些穴位吧。

按摩穴位的方法，是用指肚以稍微有些疼痛的力度按压。工作中间休息的时候、感觉眼睛有些疲劳的时候按摩这些穴位，就会感觉心情愉快、视野清明。

在经络中，眼睛的穴位是与肝脏相连的。因此刺激这些穴位，还可以改善肝脏功能。

而且，在我的医院里，还有一种"放血疗法"。是指针刺穴位，通过排出极少量的血液，来改善体内的气，促进血液循环的疗法。

眼部有问题的患者，针刺脚上的肝脏穴放血。几乎所有患者经过这一疗法，视野都发生了巨大变化，看得更清楚了。

通过穴位来治疗眼病，效果非常明显。

能够进一步提升按摩穴位的效果的，就是"眼部按摩"。

沿着眼上骨的轮廓、眉毛的轮廓、眼下骨的轮廓这3条线，按照每隔5毫米的8个点按压，每个穴位按压3次。

眼部按摩不仅可以缓解眼疲劳和干眼症，还有放松身心和美颜的功效。

觉得记眼部穴位很麻烦的人，只用这种方法也是可以的。

只是眼部周围的皮肤很薄很纤细，因此无论按压还是眼部按摩，都要注意不要用力过大、过度揉擦。

●缓解视疲劳的简单按摩

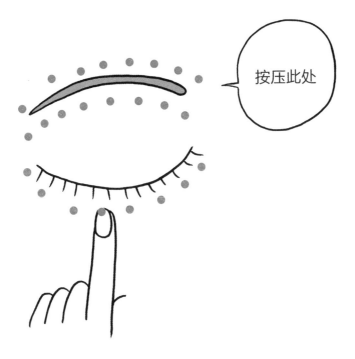

按压此处

1 将额骨边缘从眉头到眉尾分成8个点，用食指肚向上推，每个地方按压3次。

2 接下来，将颧骨边缘从头到尾分成8个点，用食指肚每个地方按压3次。

3 最后，将眉毛上面的轮廓线从眉头到眉尾分成8个点，用食指肚每个地方按压3次。

● 第三步 促进眼部、颈部、脑部血液循环的改善视力健康操

我向患者推荐、同时自己也长年坚持的视力恢复法中有一项就是"眼睛与脖颈操"。

这套操不言而喻，就是对眼睛和脖颈问题非常有效的体操。

现在我给大家介绍的是这个体操的升级版"改善视力健康操"。

第二章我们已经介绍过，脖颈和眼睛的关系非常密切。

长时间看电脑，一直保持前倾的姿势，颈椎就会承担很大压力，脖颈处的肌肉就会处于紧张状态。

能明显改善这种状态的就是"改善视力健康操"。

一边扭脖子一边转动眼球的"改善视力健康操"。它能够放松僵硬的颈部肌肉，使颈椎恢复到原来的位置。

颈椎恢复到正确的位置，从脖颈到眼睛、脑部的血管血液循环就会变通畅。这可以促进晶状体新陈代谢，视网膜和视神经的血液流通就会更加顺畅。

这对于改善眼疲劳，防止眼部老化、干眼症、眼睛充血等都有很好的效果。

眼部新陈代谢活跃，也可以预防白内障。

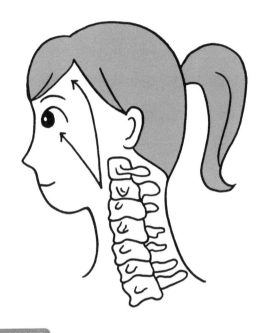

脖颈处骨骼＝颈椎，如果弯曲，到眼睛和大脑的血液流通就会变差，近视更易加重。只要做一做"改善视力健康操"，就能使颈椎恢复到正确的位置，促进血液流通。

眼球内部房水的替换顺利进行，还可以抑制眼压的上升。

同时还能预防青光眼。

对姿势不好、患有慢性肩颈疼痛的患者，我也很推荐这套操。

只要扭扭头、动动眼睛，利用电脑或工作的中间休息时间，只要是想起来的时候，什么时候做都可以，希望大家一定要养成习惯。

只要能够长时间持续下去，就可以减少将来患眼病的可能性。

做升级前的"眼睛和脖颈体操"的人中，也有视力提高的。

曾有一位男性患者工作以后视力下降，右眼0.2、左眼0.5，通过做这套操，3个月后视力恢复到了右眼0.6、左眼0.7。

还有一个患者是两眼都0.3，平时戴隐形眼镜。他得了干眼症后，开始每天坚持做改善视力操，同时尽可能地使用裸眼。1个月后检查视力，恢复到了0.4，8个月后恢复到了右眼0.7、左眼0.5。随后他的驾照信息更新成了"无需佩戴眼镜"。

踏踏实实地坚持做下去，就能切实地提高视力。如果做升级版，效果会更明显。

改善视力健康操

① 基本姿势

无论坐在椅子上还是站着都可以。注意双目直视前方，姿势端正，后背挺直，即为基本姿势。

② 脖子向右扭，脸和眼睛面向右

用鼻子呼气，同时脖子慢慢向右扭，脸和眼睛尽量面向右方。不仅要扭脖子，眼睛也要朝着脸面向的方向看。扭到最大限度后用鼻子吸气，恢复到①的基本姿势。

③ 脖子向左扭，脸和眼睛面向左

用鼻子呼气，同时脖子慢慢向左扭，脸和眼睛尽量面向左方。扭到最大限度后用鼻子吸气，恢复到①的基本姿势。

④ 脸和眼睛尽可能看下方

用鼻子呼气，脸和眼睛尽量朝向下方。

⑤ 脸和眼睛尽可能朝上

从④的状态，保持肩部不动，用鼻子吸气的同时，脸和眼睛尽可能向上看。用鼻子呼气，同时恢复到①的基本姿势。

⑥ 脖颈顺时针转动一圈，同时眼睛也转动

一边吸气、呼气，一边脖颈顺时针转动一圈。眼睛也同时跟随脖颈转动的方向看，也顺时针转动一圈。一边呼吸一边做3次。

⑦ 脖颈逆时针转动一圈，同时眼睛也转动

一边吸气、呼气，一边脖颈逆时针转动一圈。眼睛也同时跟随脖颈转动的方向看，也逆时针转动一圈。做3次后结束。

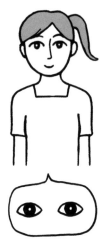

改善视力健康操

1 | **基本姿势**

双目直视前方，后背挺直。

重点

脸和眼睛尽可能朝右

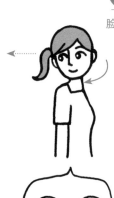

2 | **脖子向右扭，脸和眼睛面向右**

用鼻子呼气，同时脖子和脸尽量扭向右方。眼睛也要朝右看。扭到最大限度后用鼻子吸气，恢复到①。

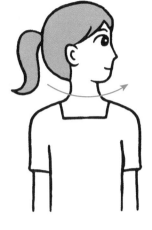

重点

脸和眼睛尽可能朝左

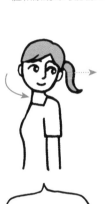

3 | 脖子向左扭，
脸和眼睛面向左

用鼻子呼气，同时脖子和脸尽量面向
左方。眼睛也尽量向左看。扭到最大
限度后用鼻子吸气，恢复到①。

开始的时候注意不到呼吸也没关系。但是习惯以后，就配合
呼吸进行吧！

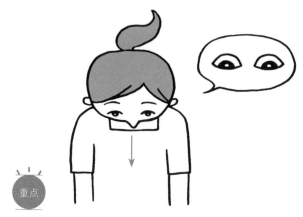

重点

脸和眼睛尽可能朝下

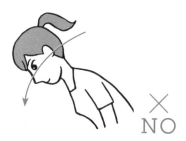

NO

4 | 脸和眼睛尽可能向下

用鼻子呼气，脸和眼睛尽量朝向下方。
不是使整个上半身都向前倾，而是后
背挺直，从颈椎开始向前倾。

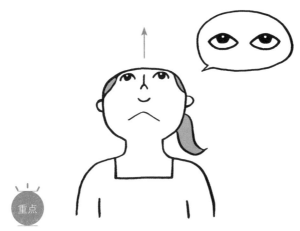

重点

脸和眼睛尽可能朝上

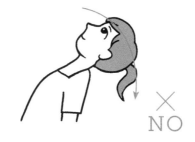

NO

5 | 脸和眼睛尽可能朝上

用鼻子吸气，同时脸和眼睛尽可能向
上看。从腰开始上半身整体弯曲是没
有效果的。颈椎向上弯曲，脸和眼睛
面向上方。

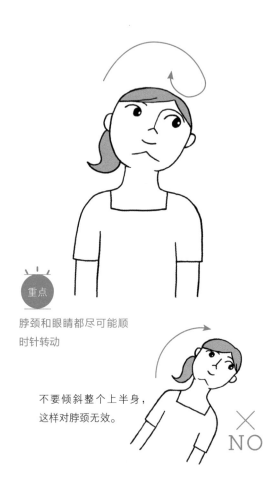

重点

脖颈和眼睛都尽可能顺
时针转动

不要倾斜整个上半身，
这样对脖颈无效。

× NO

6 | 脖颈顺时针转动一圈，
同时眼睛跟随脖颈转动

吸气后，一边呼气一边脖颈顺时针转
动一圈。同时眼睛也跟随脖颈转动的
方向，顺时针一圈。一共做3次。

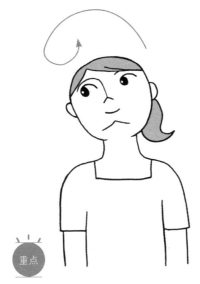

重点

脖颈和眼睛都尽可能逆
时针转动

7 脖颈逆时针转动一圈，
同时眼睛跟随脖颈转动

吸气后，一边呼气一边脖颈逆时针转动
一圈。眼睛也同时跟随脖颈转动方向，
逆时针转动一圈。重复3次。

进行改善视力健康操时的重点

● 腾出时间，每天做6～10次。

● 一次一个动作慢慢做，不要制造反作用力。一旦制造出反作用力脖子的肌肉就会疼痛。

● 用鼻子呼吸。

● 调整姿势，使自己处于放松状态。

● 长时间坐办公室或是使用电脑后，一定要做这套操。

● 第四步　通过手指按摩促进眼部血液流通

手指上也有能明显改善眼部问题的穴位。

其实，手是人全身的投影。

手指指尖相当于脸，下面是喉咙、支气管、肺，手指根部是心脏。手掌上则相当于胃肠等内脏。

这就是各个器官所对应的穴位。

比如，便秘的时候按手掌中心的肠的穴位，症状就会有所改善。

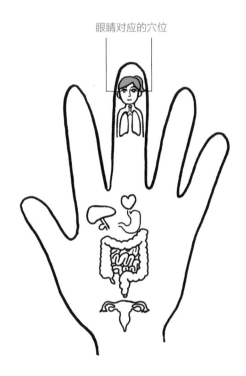

眼睛对应的穴位

中指上的眼睛穴

手是人全身的投影，中指第一关节的上方，指肚对应的位置就是脸。按压手上眼睛所对应的穴位，就能促进眼部血液流通，改善眼部问题。

因此，如果想改善眼疲劳、视力下降、干眼症的话，就把中指指肚当成脸去找眼睛的位置，用另一只手来按压就可以了。只要刺激这个穴位，眼部血液流通和眼部症状就会得到改善。

左手中指对应左眼，右手中指对应右眼。

按摩手指是不分时间场合，在电车上也可以简单做到的。慢慢养成习惯吧！

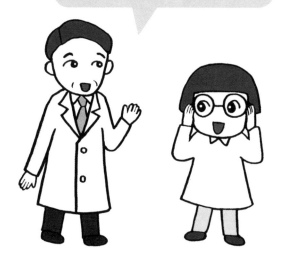

本部医生小贴士

改善视力操的独特之处就是，无论何时何地都能做。想起来的时候就开始做吧！

第四章

改善全身
血液循环的方法

6д 想改善眼部血液流通必须从全身入手

就像在第二章说过的，眼睛是身体的一部分。全身血液流通不畅的话，眼睛的血液流通自然也会不畅。

因此，除第三章中所述的对眼睛直接有效的方法外，再使用本章介绍的改善全身血液循环的方法，效果会更好。

运动是最能够明显改善全身血液循环的。

运动不足的话肌肉就会僵硬，血液的冲击力就会下降。但是如果通过运动锻炼肌肉，力量就能够变强，血液循环也会变好。

但即便如此，也无须剧烈运动。

使心率上升过快的剧烈运动，会增加导致眼部问题的活性氧，促进老化。

因此，我推荐的运动是手部运动和深蹲。

这两个运动能通过简单的动作改善全身的血液循环。

完全不运动的人，或是对自己体力没有自信的人，就从手部运动开始吧！

习惯了手部运动后，再慢慢升级，开始深蹲吧！

此外，由于腰或膝盖疼痛等原因无法运动的人，就做将骶骨和丹田温暖后再揉搓的"骶骨和丹田按摩"。只做这一项也能改善全身血液循环。下面开始介绍详细的方法。

6ᐧ 使全身血流活性化的"甩手运动"

"手部运动"就是气功法之中叫作"甩手"的运动。

所谓"甩手"是中文"摇动手"的意思，在气功教室里作为准备运动进行。

方法就是站着甩动手。这是非常简单的运动。虽然简单，却可以增强全身的力量，促进全身血液循环。

全身温暖了，眼部血液流量也会增多，同时还能恢复视力。

我读了在日本推广太极拳的杨名时先生的书，上面写了一个几乎失明的人通过甩手，3年后竟重见光明。

我觉得，正是他努力3年的这种执着让他恢复了视力。无论干什么，都重在坚持。

"甩手运动"尤其能够明显改善女性的"手部寒证"。

一天中，无论何时都可以进行。但是，在身体温暖的洗浴后进行的话，有放松效果，能够提高睡眠质量。

实际上，有一个运动不足、被寒证烦恼的患者。他出浴后坚持甩手，到指尖都非常温暖了再睡觉。一个月后，视力就得到了改善。

最开始每天做 10 分钟即可，习惯后再慢慢增加时间，每天 30 分钟是最理想的。一边看电视一边做也可以。

●甩手的方法

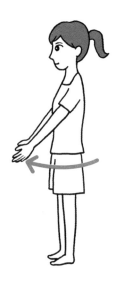

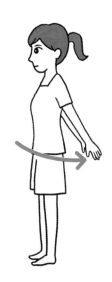

1

将两腿叉开到与肩同宽，左右脚平行，膝盖微微弯曲。肩膀放松，两手臂向前伸到肚脐的高度。

2

将向前伸的手，顺着重力原则自然地向后甩。然后，再次按照 1 的动作，回到前方。根据 1、2 重复 10 分钟。1 分钟 50 次为最佳。

6ᗡ 提高让血液回到心脏力量的深蹲

能明显改善下半身血液循环的就是深蹲。

改善全身血液流通的关键就是改善下半身的血液循环。

血液是以心脏为泵流向全身的。血液流向全身细胞后，营养就可以通过毛细血管输送到各个组织，组织接收代谢物，经由静脉再次回到心脏。

这时起重要作用的就是肌肉。

静脉血压力小，不会主动流回心脏。肌肉收缩，血液才会回到心脏。

这样一来，若肌肉衰退，血液就会难以流通，血液循环就会变差。

离心脏最远的脚，受重力影响血液容易停滞。

脚部肌肉得到锻炼的话，肌肉就会收缩，血液输送到心脏。反过来，如果肌肉衰弱，血液流通就会不畅。

也是由于这一原因，脚容易水肿或者冰冷。

因此，要改善全身血液循环，改善脚部的血液循环是必不可少的。

通过深蹲，可以锻炼大腿、臀部肌肉以及身体的深层肌肉，让脚部的血液回流到心脏，促进全身血液循环。

形成这样的习惯，就能够促进代谢，形成不易胖体质。

●深蹲的做法

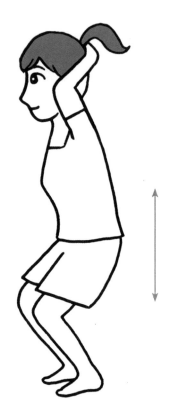

将两腿叉开到与肩同宽，两手抱住脑后。数到5后慢慢弯曲膝盖，弯到90度左右后，再数5个数慢慢直回来。

6d 改善体寒的"骶骨和丹田按摩法"

即使不常运动的人，也可以通过骶骨和丹田按摩，迅速改善全身血液循环。

现代人会由于各种原因，比如吃了太多冷的东西、在有空调的室内待的时间过长等而身体冰凉。

身体冷了，体内的血管就会为了维持体温而变细，从而导致血液循环变差。就像"体寒是万病之源"所说的一样，体寒易导致各种疾病，也使眼睛不健康。

能改善这种状态、使寒冷的身体迅速温暖的方法就是"骶骨和丹田按摩法"，是在骶骨和丹田上贴上暖宝宝按摩的一种方法。

骶骨是脊椎的一部分，是骨盆上方呈倒三角形的一块骨头。它是粗血管和淋巴结集中的部分，只要这部分暖和了，全身血流和淋巴液的流通就会变通畅。

丹田位于肚脐一拳以下，被称为"操纵生命能量"的部分。同时也是静脉和大动脉相通的部分。只要这个地方温暖了，血液就能流向全身。

让这两个部位暖和起来，剩下就是用手掌轻微摩擦了。寒证的人尤其需要养成每天的习惯。

●按摩丹田的方法

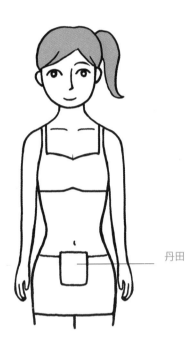

丹田

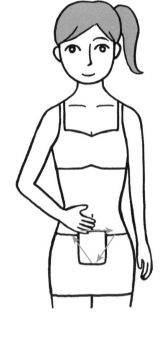

丹田

肚脐一个拳头以下的地方，在这里贴上暖宝宝使其温暖。

用手掌柔和地抚摸丹田周围。按照顺时针慢慢地画逆三角。直到全身暖和起来。

注意低温烫伤！
把暖宝宝直接贴在皮肤上可能会导致低温烫伤。尤其是一次性的，更需多加注意。推荐隔着衣服贴。

●骶骨按摩法

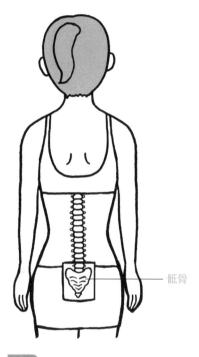

骶骨

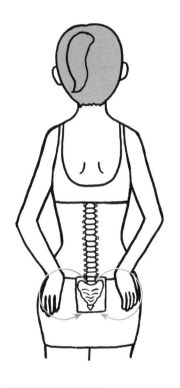

骶骨

骶骨为脊椎的一部分，位于骨盆上方，是5个椎骨的集合体。将暖宝宝贴在这里使其温暖。

在骶骨的两侧用手掌画圆，轻轻摩擦，直到全身温暖起来。

6∂ 整合自主神经、提高视力的"指甲按摩法"

如第二章所述，压力大的时候身体会处于紧张状态，自主神经中的交感神经就会起主要作用。

交感神经起主要作用时，血管就会收缩，血液流通不畅。而在压力巨大的现代社会中，许多人都常常让交感神经起主要作用。

让自主神经放松的副交感神经起主要作用时，可促进睫状体中房水的分泌和排出、泪水的分泌，从而达到预防白内障、青光眼的效果。

能轻松平衡自主神经的，即是"指甲按摩法"。

指甲按摩法作为提高免疫力的方法，一直备受关注，同时对眼睛也很有益。

布满身体的神经，在体内形成网络互相连接。

尤其是长指甲的时候，由于处于末梢神经密集的部分，因此只要刺激指甲，马上就会传达到自主神经，整合平衡。

刺激指甲尖，让副交感神经处于优势位置，身体的紧张就能得到缓解。进而血液循环变通畅，视力也会得到改善。

具体方法就是，分别按压拇指和食指的指甲根部两边。

尤其是小指，由于连接着控制循环的神经，长时间按压就能促进全身血液循环和眼部血液流通。

曾有一位患有老花眼和白内障的女性，左眼视力已经降到0.2。她每天坚持按压指甲，2年后恢复到了1.5，成功摘下老花镜。

此外，指甲按摩还能改善青光眼和飞蚊症。

效果比较明显的患者，按压指甲后视野马上变得明亮，看得更清楚了。

坐电车的时候、工作中间休息的时候、看电视的时候，无论何时都可以按摩指甲。以1天2~3次的频率坚持下去吧！

压力大、疲劳的人也要多按压指甲，使自主神经恢复到平衡状态吧。

●按压指甲的方法

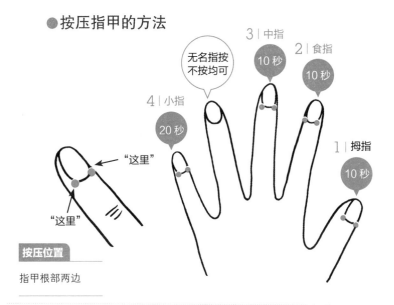

按压位置

指甲根部两边

按压方法

拇指和食指是夹着、掐着揉搓。推荐一下一下地用力夹或一强一弱地夹。

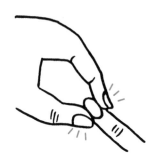

拇指、食指、中指的指甲根部两侧各掐10秒。如果揉无名指，交感神经就会起主要作用，所以揉不揉均可，如果想整体更加平衡也可揉搓。小指则是20秒。两手相同。

本部医生小贴士

全身血液循环畅通，

还可预防其他疾病！

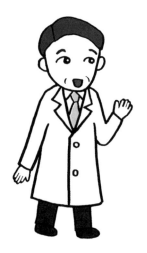

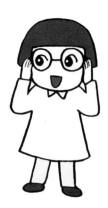

第五章

养成改善血液流通的生活习惯，恢复视力

👓 保持正确的姿势能提升视力

　　为改善视力，在平时养成良好的生活习惯也是非常重要的。

　　即使按照前几章介绍的内容做了，如果有使血液循环不畅的生活习惯，也是没有效果的。

　　这一章就来介绍促进血液流通、改善视力的生活习惯。

　　首先我们需要注意的是平时的坐姿。

　　就像之前说过的，驼背、脖子向前倾的姿势会导致脖颈弯曲，使到眼睛和大脑的血液流动不畅通。

　　常常坐办公室或使用电脑的人就容易这样。

　　让别人在旁边看看你平时的姿势吧！

　　这时，脊柱的侧中线和耳朵在一条直线上就是最正确的姿势。如果耳朵在前方，就属于驼背的、脖子向前倾的姿势。

　　如果姿势不正确，就调整成脊柱的侧中线和耳朵在一条线上，并且注意保持这一姿势。

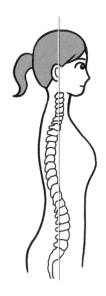

脊柱从侧面看呈好看的S形。脊柱侧中线如果和耳朵在一条线上就是正确的姿势。如果没有在一条线上就说明有些驼背。意识到这一点，自己调整成正确的姿势就好啦。

使用电脑时，调整好姿势可预防眼病

造成视力不良的最大导火索，就是长时间使用电脑。

如前所述，长时间保持驼背、颈部前倾的姿势会使颈椎弯曲，使眼睛和脑部血流不畅通。

一直看近处的电脑作业，会使对焦距的睫状体肌肉持续紧张，导致调焦能力下降。

不仅如此，使用电脑的时候，眨眼次数也会大幅减少。

眨眼其实意义重大。人可通过眨眼湿润角膜，保护其不受伤害。

因此，若眨眼次数减少，就容易得干眼症。

得了干眼症的话，眼泪的分泌量就会慢慢减少，易得感染性疾病，导致视力下降。

为防止干眼症，调整电脑前的姿势很重要。

首先，桌椅的高度很重要。打字的时候，肘部若保持90度以上的角度，就不会给肩、肘、手腕增加负担。

坐在椅子上的时候，脚踝、膝盖、髋关节保持在90度左右，后背挺直伸展背部肌肉吧！脚没有着地的话，就踩在台子上调节一下。

此外，把电脑屏幕设置到略微俯视的角度是最佳的。如果设置成需要仰视的角度，就会使眼睛张开部分的面积增大，眼泪容易蒸发，导致干眼症。

眼睛和电脑屏幕最好保持40～50厘米的距离。

一直保持这样正确的姿势固然好，但是集中工作后，就会无意识间变成驼背的姿势。这样就会肌肉紧张，血液循环变差。此时需要注意的是以下三点。

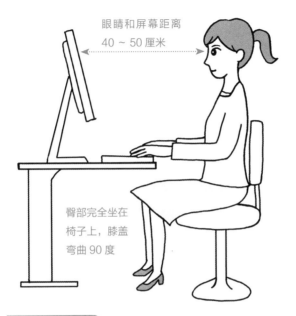

眼睛和屏幕距离
40 ~ 50 厘米

臀部完全坐在
椅子上，膝盖
弯曲90度

电脑前的正确坐姿

坐在椅子上的时候，将脚踝、膝盖、髋关节调整到
90度的状态吧。眼睛和屏幕间距离40~50厘米是
最理想的。

- 使用电脑不要超过1小时以上

- 两个连续作业之间，中间需休息10~15分钟

- 1个连续作业的时间内，短暂休息1~2次

虽然不是什么难事，但是大概没有几个公司能够真正做到。

常常意识到这些小事，就能防止视力低下和眼疲劳。所以在
日常生活中多加注意吧！

6d 正确的走路姿势可以改善视力

注意平时的走路姿势，也可以改善视力。

现代人平时常常使用电脑、手机，都需要从近处看东西，几乎没有机会看远处。这就会导致睫状体不运动。

可以利用在室外走路的时间来改善这一点。

只要走路的时候，有意识地看向远处就可以了。

有意识地看向100米远的地方，或者看远处的招牌上的文字也可以。挺直胸，边踢出大脚趾边向前走，就可以保持正确的姿势，血液循环也会更通畅。在每天上班或上学路上，保持这样的姿势吧！

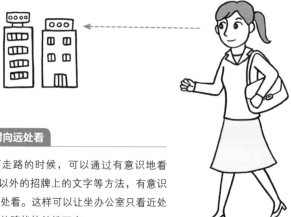

走路时向远处看

在外面走路的时候，可以通过有意识地看100米以外的招牌上的文字等方法，有意识地向远处看。这样可以让坐办公室只看近处而紧张的睫状体放松下来。

6∂ 养成经常活动眼球的习惯

　　用电脑工作等长时间看同一个地方就会导致睫状体紧张，血液流通不畅。预防这一点其实很简单，活动一下眼球就可以。这样就可以让焦距对向各个不同地方。向远处看的时候，睫状体就会放松，近看则会紧张。反复进行这一动作，睫状体就能得到放松，血液流通更通畅，更易对焦距。

　　这是在每天的生活中很容易就能做到的。在坐电车、公共汽车上下班的路上，交替看窗外远处和近处的招牌也是很好的方法。

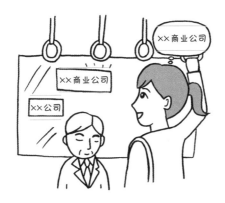

在移动中念近处和远处的招牌

在电车和公共汽车正在运行的时候，交替看近处和远处的招牌，让眼球活动起来吧！这可以促进血液流通，提高眼睛的调焦能力。

眼球到处转，眼部周围的肌肉就能得到平衡的锻炼。活动眼球的技巧就是，脸不动，只有眼球动。

6ᓚ 观看运动赛事和玩游戏的同时会刺激脑部和眼部

还有一个改善视力的方法，就是观看运动比赛和玩游戏。

观看运动比赛，尤其是球赛。看网球、足球、台球等球到处移动，可以自然而然地让眼球活动起来，刺激眼睛和大脑。

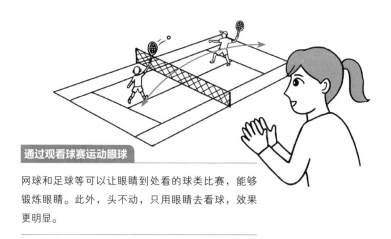

通过观看球赛运动眼球

网球和足球等可以让眼睛到处看的球类比赛，能够锻炼眼睛。此外，头不动，只用眼睛去看球，效果更明显。

如果是看网球的话，可以坐在网正前方的位置，看左右的连续对打。尽可能坐在前排，这样可以使眼球运动得更明显。

如果是足球，可以在台下较低的位置看球的移动。也可以交替看远处和近处的球员。

乒乓球也和网球一样，坐在网正前方的前排位置，随着球移动视线。

当然，自己玩游戏也可以。

游戏中也可以运动眼球。尤其能锻炼眼球的就是打地鼠和桌上冰球。

不知道从哪出来的地鼠，可以让眼球自然而然地到处移动。尽量保持头部不动，只动眼睛。

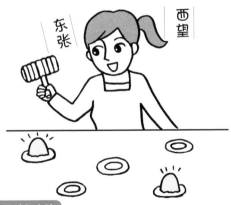

通过打地鼠锻炼眼睛和大脑

能让眼球动起来的打地鼠，不仅可以从眼睛给大脑传递信息，还能从脑传递信息给运动神经，从而达到锻炼全身的效果。

桌上冰球也可以通过看冰球来锻炼眼部肌肉。

此外，打球也很有效。不仅可以锻炼眼睛和大脑，还可以改善全身血液流通性。

能让眼球大幅上下移动的蹦床也能明显改善眼部和大脑的血液流通性。不管是看还是自己蹦都可以。

除了运动和游戏以外，摄影也是活动眼球的非常好的方法。看向周围，为选择拍照的对象、最佳拍摄角度，眼球会自然而然地移动。不仅是旅行，普通的外出也带着照相机，认真拍照吧！

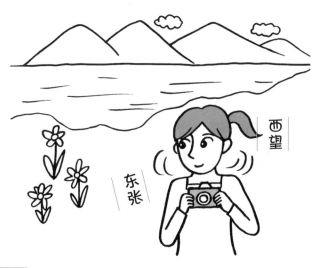

东张

西望

远近交替看

平时就注意寻找拍照机会。看看远处的景色、近处的花，这样眼睛就会对不同距离的焦距，促进眼球运动。

6ð 养成看日出的习惯，促进血液流通

改善视力必不可少的习惯就是"早睡早起"。

在现代社会中，大街上到了半夜依然灯火辉煌，许多人熬夜到很晚。

但是，人的身体本来就是遵循着太阳的节奏来活动，形成生物钟的。太阳升起就活动，太阳落山就睡觉能够使自主神经保持平衡。

从晚上10点到凌晨2点，是体内的生长激素分泌的时间。这时候熟睡的话，生长激素会大量分泌，对眼睛的健康非常有益。

刺激睡眠的激素褪黑激素，会在早上太阳升起后停止分泌。促进大脑觉醒的神经传递物质——5-羟色胺开始分泌。分泌的5-羟色胺将会成为褪黑激素的材料。

看见朝阳的14~15小时后，5-羟色胺将变成褪黑激素，这时我们就开始感到困了。比如，晚上10点睡觉的话，早上7~8点起来看太阳，就会在晚上10点感到困意。

因此，早上要好好晒太阳，养成早睡早起的习惯。

此外，在黄斑变性病发病的时候，褪黑激素能够促进眼部血液流通。所以有黄斑变性病的人，尤其应该养成早睡早起的习惯。

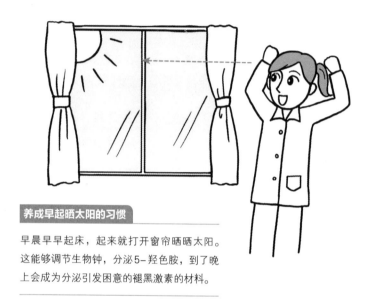

养成早起晒太阳的习惯

早晨早早起床，起来就打开窗帘晒晒太阳。
这能够调节生物钟，分泌5-羟色胺，到了晚
上会成为分泌引发困意的褪黑激素的材料。

6∂ 在泡澡时可以做的眼球运动

　　能让寒冷的身体暖和起来的最佳办法就是泡澡。

　　很多人，尤其是年轻人，觉得麻烦就不泡澡只淋个浴。但是
为了眼睛的健康，尽可能养成习惯，每天舒舒服服地泡个澡吧。

　　泡澡的时候让眼球动起来，身体也能温暖起来。

方法就是，进入 40℃ 左右的水里，用稍热的水润湿毛巾，然后盖在眼睛上。然后眼球就可以向上下左右、斜上斜下各个方向动。等毛巾凉了就再润湿一次，这样重复几次。

每次泡澡的时候这样做，就可以改善视力。

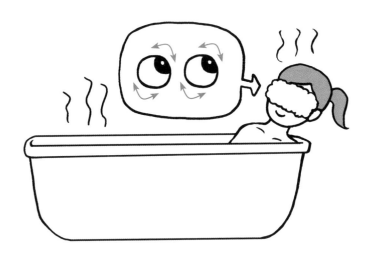

泡澡时将热毛巾敷在眼睛上移动眼球

进入浴缸后，将热毛巾敷在眼睛上，眼球上下左右、斜上斜下地向各个方向动。建议每次泡澡都养成这样的习惯。

6ఠ 注意饮食，改善血液流通性

错误的饮食习惯是导致血液循环不畅的重要原因。

在被称为"饱腹时代"的现代，许多人吃得过多、营养过剩。

截至1950年，日本死亡原因排名第一的结核主要由于营养不良造成。因此，日本人就形成了"生病了就要多吃饭补充营养"这一观念。

而事实上，生病的时候什么都不吃是最好的。身体不舒服的时候，不吃早饭、吃平时一半的量或者不吃的话病好得最快。

吃太多是引起各种疾病的重要原因。

特别是以油腻的肉食为主的话，血液就会变黏稠，导致生活习惯病。当然，这种生活习惯也会导致眼部的血液流通不畅。

经常加班的工薪阶层，只能常常在外吃饭。这很容易吃过多油腻的东西，导致营养摄取不均衡。

如果吃太多油脂含量很高的肉，就会增加血液中的胆固醇，易导致动脉硬化，使布满细小毛细血管的眼周血流不畅通。

推荐以鱼肉为主的饮食。鱼肉能够使血液流通，使视网膜和视神经的细胞变柔软。鱼肉中含有丰富的脂肪酸，能使视神经到脑部的血液更易流通。比起吃其他红肉，不如多吃鱼肉吧！

如果身体肥胖，血液就会变黏稠，眼睛就会不健康。因此，注意不吃多，吃八分饱是最理想的。

此外，还应该多吃含丰富碱性成分的蔬菜、水果。

氧自由基不仅对眼睛而且对全身都会带来重创。

氧自由基会让其他正常的细胞逐个酸化、受伤，引发功能障碍。此外，还会引发癌症、糖尿病、心肌梗死等。

氧自由基在体内产生能量，血液偏向酸性，就会产生被称为不良胆固醇的低密度脂蛋白胆固醇，如果它被酸化，血液就会变黏稠。

当然，眼部血液循环就会变差。

能对抗这种胆固醇的就是蔬菜、水果中含有的丰富碱性成分。

维生素类是维持眼睛健康必不可少的营养素。代表性的有维生素C、维生素E、β-胡萝卜素等。

维生素C不仅有抗氧化作用，还能保持晶状体的透明度，防止细菌侵入。在构成眼睛玻璃体的胶原蛋白中，它也是必不可少的成分。柑橘类和黄绿色蔬菜中含有很多，所以多吃这些吧！

维生素 A 别名"眼睛的维生素"，能够保护角膜、视网膜和眼睛的黏膜，使其正常工作。如果不足，就会患夜盲症和干眼症。

从动物中提取的维生素 A 也被称为retinol，它在动物肝、卵黄、牛奶中含量丰富。从植物中提取的β-胡萝卜素，黄绿色蔬菜中都含有丰富的胡萝卜素。

B族维生素也是眼睛健康必不可少的营养素。

猪肉、兔肉、大豆中含有丰富的维生素 B_1。缺乏 B 族维生素会对视神经和肌肉功能造成影响。

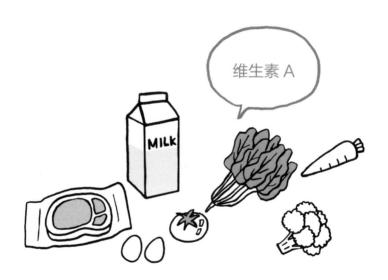

维生素 A

大蒜、青菜、肝、鸡肉中含有丰富的维生素B_6，能够保护视神经，保护黏膜。

肝、兔肉、纳豆等含有丰富的维生素B_2，能够促进视网膜发挥功效，是缓解视疲劳和眼睛充血不可缺少的营养素。

此外，蓝莓和酸果蔓中含有丰富的花青素，也含有丰富的抗氧化成分。视细胞中也含有花青素。如果花青素不足，会产生易引起眼疲劳的物质——视紫红质。花青素以对眼睛很好而闻名。

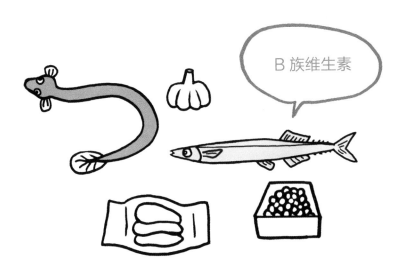

B 族维生素

菠菜、胡萝卜等蔬菜中含有丰富的黄体素，也对眼睛很好。视网膜中黄体素含量丰富，它有很强的抗氧化作用，可保护易受到紫外线影响的晶状体和视网膜。

此外，眼睛不可缺少的营养素是锌。视网膜中含有丰富的锌，它能保持维生素A在血液中含量正常，提供肝脏到眼睛丰富的维生素A。牡蛎、肝、煮小鱼干、干香菇等都是锌含量丰富的食物。

平时多吃这些食物，就能保持眼睛健康。

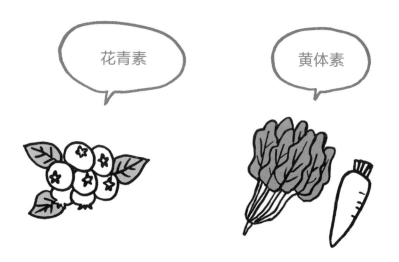

但是近年来，蔬菜中的营养含量大不如前，而且我们吸收营养的能力也会随着年龄增长而下降。因此，只通过食补是不能补充足够营养的。我们需要借助营养品。

最近在眼科，通过提取黄体素做成的营养品越来越多。有兴趣的人就去眼科看一看吧！

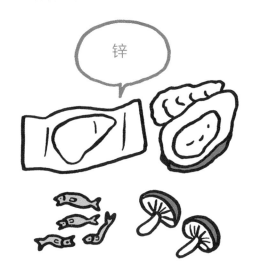

6∂ 不要吃太多甜食和冷冻食品

饮食上还需要注意的就是，不能吃太多甜食和冷冻食品。

最近，尤其是年轻人不仅在夏天甚至冬天也吃很多冰淇淋、冰咖啡等凉食。在店里喝的水都要加冰。

习惯于吃冷的东西，身体就会变冷，得慢性寒证，引发血流不足。

在寒冷的季节自不必说，炎热的时候也应该尽可能喝常温以上的饮料、温热的汤，使身体温暖起来。

此外，还要注意不吃太多甜食。摄取过多糖分，就会导致角膜、晶状体、玻璃体浑浊。和糖尿病一样，还会使血管变脆弱。

尤其是年轻人中，有许多由于饮用过多凉饮料导致的"饮料瓶综合征"。

饮料里含有丰富的糖分。补给水分时，如果总喝塑料瓶里的清凉饮料的话，就会在不经意间摄取过多糖分。

想要补给水分，就选择矿泉水或茶吧！

6ð 定期做眼科检查以了解血管状态

想了解眼睛是否健康，推荐定期去眼科接受检查。

一年一次是最理想的。

检查项目包括视力、视野、眼压、眼底等。

职场人的身体检查里大多只有视力检查，所以还是去看经验丰富的眼科医生比较好。

所谓视野检查，是指使用视野器，测量用一只眼睛注视一点的时候，能看到多大范围。用两只眼睛看的时候，有视野里不足的地方时，两只眼睛会互相补充，因此自己通常注意不到这个问题。所以，视野检查是两只眼睛分别测量，这样就可以知道视网膜和视神经哪里异常。

所谓眼压检查，是指检查眼球的内压。

眼球内，通过一种叫房水的液体，维持内压在一定的水平。测量眼内压要使用专门的眼压计，检查房水的产出量和排出量有无异常，有无青光眼。

眼底检查，是将光射入瞳孔，使用眼底镜检查眼球、视网膜、视神经等处毛细血管的状态。

眼底，是眼球最深处的视网膜。其实，眼底的血管是身体中唯一能用眼睛观察到的血管。我们可以通过看血管的状态，检查是否有动脉硬化、蛛网膜下出血、糖尿病、高血压等问题。所以通过眼底检查，也可以检查全身。

最近眼科还多了一项"OCT"检查。

所谓OCT，是指用光学相干断层扫描技术，显示眼底视网膜断面的图像。

通过这个检查，能够迅速发现视野检查所检查不出来的早期青光眼和视网膜相关的疾病。

　　过了40岁，就定期去眼科检查吧。最近受到生活环境的影响，到了30多岁也可能会患眼部疾病。如果发现眼部有问题，就到眼科接受检查吧！

自己也要每天做"看东西"的安全检查

　　除了去眼科检查以外，我们还应养成一个习惯，就是每天进行看东西的检查。

　　检查的重点是，和昨天看的是否一样。因此，可以每次都看同一个东西。

　　比如，可以选择在上班的电车上看同一个招牌，也可以从餐桌平时坐着的地方看日历等文字和画。

　　患老花眼的人，也可以通过每天看报纸时，眼睛需要从多远的距离对焦来测。

　　用镜子看眼睛也是可以的。检查眼白有没有充血、出血的现象，眼睛有没有变红的地方。

　　安全检查中很重要的是，必须一只眼睛一只眼睛地测。

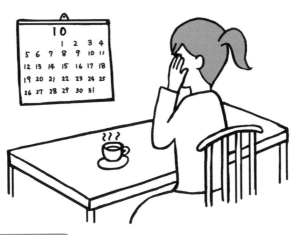

从平时餐桌上坐着的位置，看稍远处的日历上的文字，看和昨天有没有差别，两只眼睛分别测量

用两只眼睛看的话，就会互相补充另一只眼睛视野的局限。而且，左右眼视力低下的程度也不同。因此，应两只眼睛分别来测。

出现什么问题的时候，就马上去眼科接受检查。

当然，买一张视力检查表，贴在墙上，自己每天测试视力也是可以的。只要提高了"去看"的意识，就能感到视力逐渐变好。有了动力，就能继续坚持做改善视力健康操。检查视力表在网上就可以买到。

看东西检查和检查视力能够帮助我们早期发现病症，保持眼部健康。

结 语

本书介绍的视力恢复法，你试试可好？

坚持做的话，就能感到视力在慢慢恢复。

书中有许多改善全身血液流通性的方法。形成了习惯的话，还可以改善肩酸、寒证等身体不适。

血液循环不畅是万病之源。借着这个机会，改善血液流通，恢复健康生活吧！

在我的医院里，有许多来自患者的好消息。他们通过努力，自己恢复了视力。

人类无论谁都拥有自然治愈力。只要不放弃、踏踏实实地努力，就一定会有好的结果。

眼睛和大脑密切相关。因此，视力变好了，心情也会变好，工作的热情会提高，进而人生会更加快乐。

眼睛看东西对我们内心的影响是很大的。

通过实践本书介绍的方法，可以使眼睛恢复健康。希望越来越多人的人生更加明朗充实。